NOTICE

SUR

LES EAUX MINÉRALES

DE SOULTZMATT,

PAR

J. F. RAMEAUX,

DOCTEUR EN MÉDECINE, DOCTEUR ÈS SCIENCES, MEMBRE DE LA SOCIÉTÉ
DES SCIENCES NATURELLES DE FRANCE, ETC.

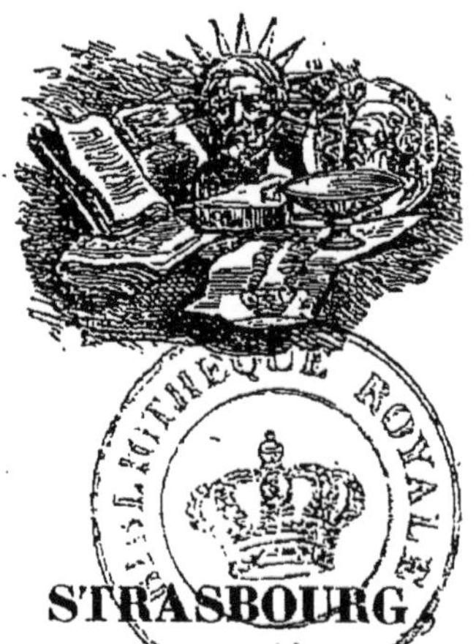

STRASBOURG

IMPRIMERIE DE G. SILBERMANN,

PLACE SAINT-THOMAS, 3.

1838.

NOTICE

SUR LES

EAUX MINÉRALES DE SOULTZMATT.

La faveur dont jouissent les eaux minérales naturelles grandit à mesure que les preuves de leur efficacité se multiplient. La confiance en leurs propriétés médicamenteuses s'établit chaque jour plus solidement, et à peine est-il besoin de chercher à l'augmenter encore. Mais il faut affermir cette confiance en la raisonnant; il faut l'empêcher de s'égarer en se généralisant d'une manière irréfléchie; il faut enfin, si l'on s'occupe d'une source en particulier, déterminer les cas morbides dans lesquels on peut se promettre des avantages réels de l'emploi de ses eaux. C'est là le triple but que nous nous sommes proposé d'atteindre dans cette courte notice.

Il y a dans l'homme deux natures distinctes et séparables par la pensée, mais liées entre elles par des rapports intimes, étroitement unies par une association nécessaire à l'indivisible réalité de la vie.

L'une matérielle et tangible, constamment soumise à nos observations, est aussi toujours accessible aux agents dont le médecin dispose; c'est la partie physique de l'être.

1

L'autre, inconnue dans son essence, échappant à l'acuité de la plus délicate analyse, se manifeste à nos yeux par les résultats de son activité, et semble tenir l'organisme tout entier sous sa mystérieuse et secrète influence : dans le langage de la science, c'est le moral de l'homme; expression indéfinie d'un élément à jamais insaisissable.

S'il est impossible de déterminer les liens cachés qui établissent entre le physique et le moral, une connexion intime, on ne peut cependant méconnaître ni leur réaction mutuelle, ni la dépendance réciproque dans laquelle ils se trouvent l'un à l'égard de l'autre. L'évidence de cet assujettissement a frappé tout à la fois, et seulement à des degrés différents, les hommes les plus vulgaires et les esprits les plus attentifs. Soit en nous, soit autour de nous, chaque jour apparaissent, dans l'exercice de la vie, quelques-uns de ces changements qui n'atteignent d'abord que les fonctions organiques ou les facultés morales; mais qui bientôt jettent les unes et les autres dans des troubles simultanés.

Nous ne pouvons pas, il est vrai, établir, pour chaque état morbide des organes, un état correspondant d'altération dans les dispositions morales, ou passer, d'un dérangement de celles-ci, à ses conséquences naturelles sur l'intégrité des fonctions organiques. Mais, bien que toutes ces nuances corrélatives nous échappent encore, il n'est personne, néanmoins, qui ne puisse ajouter mille faits particuliers aux faits chaque jour plus nombreux par lesquels on peut démontrer, entre ces deux odres d'altérations, une irrécusable coexistence.

Puisque l'influence du physique et du moral est si constante et si active, le praticien éclairé ne peut considérer isolément et exclusivement l'un ou l'autre. Toute médecine qui les sépare est incomplète; elle sera presque toujours faible et traînante dans ses effets, pauvre et souvent nulle dans ses résultats.

Si maintenant on fait la somme des agents thérapeutiques que le médecin peut diriger contre les affections des organes, et si l'on compare ce nombre à celui des moyens moraux dont on peut faire, de loin en loin, une incertaine application, on reconnaîtra sans peine combien la médecine morale est encore obscure et indigente, combien sont bornées les limites entre lesquelles son pouvoir est restreint.

La nature seule pouvait créer avec fécondité tous les modificateurs généraux de l'économie, les varier à son gré, les rassembler dans un même point de l'espace, en déployer largement les puissants appareils. Cette possibilité, la nature l'a réalisée, à des degrés divers, dans les sources d'eaux minérales qu'elles font jaillir du sein de la terre et auxquelles nous recourons souvent comme à une dernière espérance.

Là, l'élément physique de curation se compose de l'eau médicamenteuse, de l'influence de l'air, de la température et du climat.

Au contraire, les impressions doucement ou vivement senties que produisent en nous l'aspect des montagnes, les tableaux mille fois variés qui se déroulent autour de la source, les distractions sans cesse renaissantes, tout ce qui intéresse l'âme, l'entraîne et la captive, tout cela constitue l'élément moral de médication.

Si l'on cherchait à expliquer la moindre efficacité des eaux minérales artificielles comparées à celles que produit la nature, on trouverait la raison de cette différence dans deux circonstances essentielles. La première est l'impossibilité où nous sommes très-souvent de composer de toutes pièces une eau artificielle rigoureusement identique à celle qu'elle est destinée à remplacer. La seconde tient à ce que l'eau médicamenteuse artificielle n'agit que comme moyen physique de curation et qu'elle n'est secondée ni par l'action des agents hygiéniques, ni par des influences morales nombreuses, continues et actives.

Ainsi, au malade soumis chez lui à des eaux artificielles il peut manquer un des principes actifs qui rendent l'eau naturelle efficace dans le cas morbide où il se trouve; il peut lui manquer aussi un air pur, vif et salubre, une température bienfaisante : il lui manque surtout cet ensemble, irréalisable artificiellement, de scènes variées, de tableaux émouvants qui changent les idées, endorment la douleur, raniment le moral et provoquent de sa part une réaction salutaire sur l'organisation en souffrance.

Les résultats que l'on peut se promettre de l'action des eaux minérales naturelles, prises sur les lieux, appartiennent donc à une médication complexe, et le choix doit toujours porter sur les établissements de bains qui offrent la plus grande somme de moyens physiques et moraux de curation.

Considérée sous ce point de vue, la question des eaux minérales se résout en faveur de la France. Aucun pays ne possède des sources plus nombreuses, plus variées et plus actives; nulle part elles n'apparaissent au sein d'une nature plus belle, plus riche et plus imposante.

Cependant, c'est à peine si quelques-uns de nos établissements de bains minéraux peuvent rivaliser avec ceux de l'étranger; et quelques-uns même ne sont connus que des populations voisines. A voir l'état d'obcurité dans lequel végètent certains d'entre eux qui pourraient parvenir à une si haute fortune, on se sent involontairement entraîné à élever la voix pour échauffer le zèle des propriétaires, pour éclairer les administrations locales sur ces éléments de richesse, pour arrêter enfin ces migrations annuelles, qui vont payer à des eaux étrangères un tribut illégitime.

Topographie des bains de Soultzmatt.

La jolie vallée de Soultzmatt commence au pied de la pente orientale des Vosges, se dirige de l'ouest, à l'est et vient s'ouvrir sur le vaste bassin de l'Alsace, entre Rouffach et Guebwiller, à quatre lieues sud-ouest de Colmar.

Les montagnes qu'elle sépare et qui, de chaque côté, bornent son horizon, ne s'étendent pas en deux chaînes continues et parallèles. Coupées d'espace en espace, elles forment un groupe de collines éparses et comme semées irrégulièrement entre les cimes les plus élevées et la plaine. A leurs pieds de riches prairies en reçoivent les eaux et l'ombrage. De chaque côté, et dans toutes les directions, l'œil s'égare avec plaisir sur ce riant tapis de verdure, dont l'immense et souple cordon s'enroule autour de chaque mont isolé, et dessine, en un admirable réseau, le creux des vallons frais et tranquilles.

Liée à ce capricieux labyrinthe par des communications nombreuses, la vallée de Soultzmatt paraît en être simplement la coupure principale. Tour à tour rétrécie entre deux montagnes, ou élargie au niveau des vallées secondaires, elle est arrosée dans toute sa longueur par les eaux pures, rapides et intarissables de la rivière d'Ombach.

Le bourg populeux qui lui a donné son nom est assis presque tout entier le long de deux quais d'inégale largeur, séparés par le lit encaissé de la rivière, dont les eaux courent en bouillonnant sous les nombreux ponts et passerelles qui en réunissent les bords.

A quelques centaines de pas, à l'ouest de ce bourg, la vallée se resserre entre deux montagnes, qui s'élèvent à son origine et semblent en défendre l'entrée. Ces deux monts opposés, qui se dressent pour ainsi dire côte à côte, et qui, par l'égalité de leurs proportions et la symétrie de leurs formes, se présentent comme deux gigantesques jumeaux, paraissent avoir reçu jadis des consécrations bien différentes. L'un, au nord, est le *Heidenberg* ou *Montagne des païens,* l'autre, couvrant la vallée au midi, porte le nom de *Grospfingstberg, montagne de la Pentecôte.*

Au pied de ces deux montagnes, sur un étroit espace horizontal qui recouvre la jonction de leurs bases, l'établissement des bains s'élève solitairement au fond de la vallée et détache ses blanches murailles sur un magnifique rideau de verdure. Les bâtiments qui le composent s'étendent sur les quatre côtés d'une cour spacieuse et rectangulaire.

Ceux du Nord sont consacrés aux loges de bains et recouvrent les bassins des sources : ils ne sont séparés des flancs du *Heidenberg*, que par un chemin large et facile qui entoure la montagne comme un blanc liseret inégalement serré autour d'elle.

Ceux du Midi se divisent en deux pavillons isolés l'un de l'autre, baignant tous deux leurs pieds dans les eaux de l'Ombach.

A l'Est une avenue d'arbres grands et touffus annonce et semble voiler cette délicieuse retraite.

A l'Ouest, au centre d'un jardin bien distribué, des vignes sauvages, entrelaçant leurs pampres vigoureux, forment une galerie verte et ombreuse autour du bassin d'un jet d'eau qui entretient dans ce lieu une agréable fraîcheur.

Après avoir arrosé une partie du vallon de Blumenstein, dans lequel elle prend sa source, la rivière d'Ombach se glisse entre le Heidenberg et la montagne opposée, et semble ne se frayer un passage qu'en déchirant leurs racines. Bientôt elle se partage en deux branches roulant un égal volume d'eau. L'une, suivant une pente rapide, descend dans le creux de la vallée, en occupe toujours la partie la plus profonde, et dirige sa course sinueuse et saccadée vers le pavillon des baigneurs. L'autre, s'écartant moins du niveau primitif, coule avec une vitesse plus uniforme et se trouve bientôt comme suspendue sur le flanc de la montagne du Midi, entre la forêt qui monte vers son sommet et la nape de prairie qui s'incline doucement et descend jusqu'au ruisseau inférieur.

Vis-à-vis les bains, un bosquet semé de gazon s'étend entre ces deux courants si étrangement étagés. D'innombrables canaux conduisent les eaux du ruisseau supérieur au ruisseau inférieur et dans leur trajet de l'un à l'autre, ils s'éloignent, se rapprochent, se croisent de mille façons et forment un merveilleux réseau déployé sur le premier plan du paysage.

Ce bosquet, renfermé comme une île entre les deux bras de la rivière, se trouve lié par deux ponts jetés sur leurs courants, d'un côté avec les bains, de l'autre avec la forêt qui recouvre le Grospfingstberg et en couronne le sommet. Nul chemin, nul sentier, établis sur les revers de cette montagne, n'en adoucissent l'âpre roideur. Mais un projet conçu depuis longtemps et dont les administrations supérieures comprendront l'utilité et la convenance, fera bientôt de cette partie de la vallée le plus bel ensemble de promenades qu'il soit possible de rencontrer près d'un établissement de bains.

Un jardin anglais, tracé dans la partie inférieure de la forêt, montera sur la côte jusqu'au tiers de sa hauteur et s'y terminera sur une allée parallèle à la rivière d'Ombach. De ses deux angles supérieurs partiront deux chemins symétriques, se dirigeant l'un à l'Ouest, l'autre à l'Est, s'élevant tous deux par une pente insensible jusqu'à ce qu'ils aient embrassé, dans un demi-cercle, la moitié de la montagne: redescendant alors, dans une égale mesure et s'abaissant au-dessous de leur point de départ, ils iront se réunir à l'ermitage de Schæfferthal, au milieu du vallon opposé.

La promenade des bains à l'ermitage comprendra ainsi un cercle entier renfermant la montagne dans son développement. Des siéges de repos disposés dans la longueur du trajet abrégeront la distance en la partageant, et d'espace en espace des plates-formes seront nivelées sur les blocs de rochers qui surplombent la vallée et d'où la vue s'étend sur un vaste horizon.

Si l'art n'a rien fait encore pour livrer la montagne du midi aux courses des baigneurs, il a pour ainsi dire, aplani le Heidenberg sous leurs pas. Des chemins tracés avec une rare intelligence et sablés avec un soin extrême commencent à l'entrée même de l'établissement des bains. Toujours couchés sous des taillis de chêne, ils grimpent en serpentant sur le revers méridional du mont, et conduisent jusqu'à son sommet sans fatigue et sans effort. A mesure qu'on s'élève, et à chaque repli du chemin, la scène change, ses détails se dessinent plus distinctement et le panorama s'agrandit. Mais rien ne peut se comparer au tableau qui se déroule sous les yeux lorsqu'on atteint le plateau qui s'étend sur le sommet de la montagne. On se trouve alors sur l'un des points d'une immense circonférence formée par les Vosges, les monts Jura, les Alpes et les montagnes de la Forêt-Noire. La plaine enfermée dans cette vaste ceinture est coupée par le lit du Rhin en deux parties inégalement étendues, mais également riches et fertiles.

L'œil suit la ligne éclatante du fleuve, depuis les montagnes de la Suisse, d'où il débouche dans la plaine, jusqu'au point où les collines des Vosges vont, par de graduelles dépressions, se terminer à l'un de ses bords. Des deux côtés sur ces rives et au loin sur toute l'étendue de la plaine, des villes populeuses, de beaux villages, de nombreuses manufactures annoncent la richesse, le travail et l'industrie. C'est l'un des plus magnifiques points de vue des montagnes, par l'immensité du tableau dont on peut suivre les détails ou embrasser l'ensemble.

Si l'on descend le Heidenberg par son revers occidental ou si, de l'établissement des bains, on suit sur la base de la montagne le chemin qui remonte le long de la vallée, on arrive, en peu d'instants, au pittoresque vallon de Blumenstein. C'est un cirque évasé au centre duquel s'élève gracieusement le hameau de Wintzfelden et où l'Ombach prend sa source. Le bloc de rocher d'où jaillisent les eaux forme un léger pli de terrain à peine saillant sur la surface ondulée du vallon.

Toutes les collines qui environnent Soultzmatt,

tous les vallons qui se déploient à leurs pieds peuvent devenir le but d'une course quotidienne. Mais il est des excursions plus longues entre lesquelles se distingue celle qui a pour terme le ballon de Guebwiller.

Comme tous les points les plus élevés des Vosges, il doit son nom à sa forme arrondie en portion de sphère et comme eux encore il est accessible jusqu'à son sommet. Sa croupe blanchie de neige se découvre à peine pendant quelques mois de l'année et montre alors une terre végétale froide et appauvrie. Aussi, nul arbre n'y étend ses racines; la végétation se borne à quelques plantes alpines qui semblent retrouver en ces hautes régions leur sol et leur climat naturels.

Cette montagne, qui domine sans exception toutes les sommités de la chaîne des Vosges, s'élève à 1432 mètres au-dessus du niveau de la mer. Sur l'un de ses flancs, à 801 mètres au-dessus de Colmar, les eaux d'un lac dorment paisibles dans le vaste entonnoir qui les contient et dont les parois se dressent, en quelques points, à plusieurs centaines de mètres au-dessus de la surface de l'eau. La superficie du lac a été évaluée à 75,000 mètres carrés, et sa profondeur moyenne à 33 mètres.

Pour alimenter le canal de Neuf-Brisach, Vauban avait autrefois construit une écluse à l'embouchure du lac et fait creuser un fossé qui se rendait dans la *Lauch*; aujourd'hui, MM. Ziegler et comp., fabricants à Lautenbach, ont fait une coupure à l'une des digues, et ils activent un moteur d'une force prodigieuse au moyen d'un aqueduc qui plane sur la vallée à 15 mètres de hauteur.

Quelque imposante que soit ici la nature, quelque variés que soient les tableaux qu'elle présente à nos yeux, il est encore un intérêt plus puissant, plus attractif et plus durable. C'est celui qu'inspire l'industrie sous toutes ses formes, à tous ses degrés de développement, avec tous ses perfectionnements actuels et ses espérances d'avenir. Les plus beaux établissements industriels du Haut-Rhin se trouvent à une faible distance de Soultzmatt. Mulhouse, Colmar, Wesserling, Thann, Cernay, Guebwiller, Bühl, Münster, etc., peuvent être successivement visités pendant une saison. Les bornes de cette notice ne suffiraient pas à rappeler, même sommairement, toutes ces manufactures, la diversité de leurs produits, le nombre des ouvriers qu'elles emploient, le genre de leurs machines, la variété et la puissance de leurs moteurs.

A côté du mouvement et de l'activité qui animent les générations actuelles, en présence de leurs travaux, de leur industrie, de leurs sciences et de leurs arts, il est curieux d'évoquer les souvenirs d'un autre âge, d'interroger les monuments qui nous en restent, de fouiller dans les ruines que le temps n'a pas encore entièrement rongées.

Peu de pays offrent à l'antiquaire plus de richesses que les Vosges. Plusieurs de leurs sommités sont environnées de longues murailles, qui nous paraissent des œuvres de géants, et qui, dans leur nom de *murs païens,* rappellent l'ancienneté de leur origine. Ici des autels druidiques, seuls restes de la religion des Gaulois; là, d'antiques abbayes, symboles d'un culte plus récent et d'une civilisation plus avancée; partout les débris des vieux donjons du moyen âge avec leurs traditions guerrières et les souvenirs des temps barbares de la féodalité.

Constitution géologique et flore des environs.

Les montagnes de cette région sont composées de *trappe,* de *porphyre,* de *diorite* et d'*eurite.*

L'alternance des trappes et des eurites compactes constitue une grande partie du massif, dont le ballon de Guebwiller est le centre.

Le grés bigarré ne se présente qu'à Osenbach au nord-ouest du Heidenberg. Là se trouvent aussi d'abondantes carrières de chaux et de plâtre, dont l'exploitation ne se ralentit jamais.

Le Muschelkalk recouvre le granit à Wintzfelden, et il est lui-même recouvert par le Keuper.

La Flore des environs comprend une grande partie des plantes qui composent celle d'Alsace, laquelle a plus de 70 familles et près de 1500 espèces. Soultz-matt étant situé près de la plaine et au voisinage des plus hautes cimes des Vosges, on doit y trouver et l'on y trouve, en effet, dans un faible rayon, des plantes appartenant à la France méridionale, et la végétation des Alpes et de la Laponie. Une autre cause de cette immense variété de plantes rassemblées sur un même point, c'est qu'un grand nombre d'espèces se trouvent uniformément distribuées sur une vaste étendue. Elles ne semblent pas avoir, dans ces contrées, un lieu d'élection, une demeure invariable, et cette circonstance qui distingue essentiellement la Flore d'Alsace de celle de la Suisse, la rapproche au contraire de la Flore italienne.

Météorologie.

La position des bains semble avoir été choisie d'après toutes les règles de l'hygiène. Protégés contre les vents du Nord par le Heidenberg, ils sont à couvert de ceux du Midi par la montagne opposée, et ces deux circonstances y rendent la température moins variable et ses variations moins brusques.

Les vents occidentaux et méridionaux l'emportent en fréquence sur ceux de l'Est et du Nord; mais comme ils passent sur de hautes montagnes presque toujours couvertes de neige, ils ne soufflent sur la vallée qu'après avoir perdu une partie de leur température et de leur humidité, et ils ne causent pas alors cette chaleur humide et accablante qu'on ressent trop souvent dans les plaines.

La température moyenne des quatre mois de *mai, juin, juillet et août* pris ensemble, oscille, suivant les années, entre 16 et 17 degrés centigrades : elle s'abaisse à mesure qu'on gravit les montagnes, à peu près d'un degré par 150 mètres d'élévation.

Outre les vents principaux, il en existe qui appartiennent à cette localité, comme à tous les revers orientaux des Vosges. Pendant les beaux jours, et dans la saison des fortes chaleurs, un vent régulier se dirige le matin des montagnes vers la plaine, et le soir il souffle de celle-ci vers les premières. La vallée de Soultzmatt s'étendant de l'est à l'ouest, elle est sans cesse balayée doucement, dans toute sa longueur, par ce léger et double courant qui renouvelle et rafraîchit l'air pendant toute la durée du jour.

ANALYSE DES EAUX MINÉRALES DE SOULTZMATT.

Ces eaux viennent à jour tout à fait au pied du versant méridional du Heidenberg. D'après *Schenck*, leur découverte daterait du quinzième siècle et se trouverait liée, au moins par coïncidence de temps, avec la disparition des eaux de Gueberschwir qui sortaient du revers opposé.

Au nombre de six et rassemblées dans un étroit espace, les sources vont se rendre dans autant de bassins de pierre dont le trop plein s'écoule dans la rivière d'Ombach. L'usage a consacré les qualifications qui leur furent anciennement données ; mais on a senti le besoin d'ajouter un *numéro* particulier à chacune de ces dénominations primitives. Cette double désignation se lit dans le tableau suivant.

Numéros des sources.	NOMS ANCIENS.	
1	Source acidule.........	*Sauerwasser.*
2	Source cuivreuse......	*Kupferwasser.*
3	Source sulfureuse.....	*Schweffelwasser.*
4	Source purgative.....	*Purgierwasser.*
5	Source d'argent.......	*Silberwasser,*
6	Source d'or...........	*Goldwasser.*

De tous ces noms, le premier seul ne ment pas sur la nature ou les propriétés des eaux ; mais comme il convient également à toutes les sources, on ne peut le donner à l'un d'elles en particulier, sans faire supposer une différence qui, en réalité, n'existe pas.

Les *numéros*, au contraire, ont l'avantage d'être purement indicateurs des bassins ou réservoirs, et d'être complétement insignifiants à tous autres égards ; à cause de ce dernier caractère, on pourra toujours s'en servir sans rappeler des idées inexactes.

La première analyse régulière des eaux de Soultzmatt est due au docteur Méglin, qui en publia la marche et les résultats, en 1779, dans un mémoire, dédié au baron de *Spon*.

Il est difficile de se livrer à plus de recherches, de tenter plus d'essais, de montrer plus de sagacité que ne l'a fait cet habile médecin : aussi les erreurs qui nous frappent aujourd'hui dans son travail doivent-elles être imputées, non pas au savant, mais à l'état d'imperfection dans lequel la science se trouvait alors.

Il résulte de son analyse que les cinq premières sources contiendraient :

1º Du gaz méphitique.

2º Du sel alcali minéral.

3º Une terre absorbante, de nature calcaire.

4º De la sélénite.

5º De la terre vitrifiable.

6º Un vestige de matière bitumineuse.

La sixième source, outre les principes précédents,

tiendrait encore du fer en dissolution par le moyen du gaz méphitique, et devrait l'odeur d'œufs pourris, qui la caractérisait à ses yeux, à un gaz inflammable dont on ignorait, à cette époque, la vraie nature.

Il suffit de jeter un coup d'œil sur ces résultats pour se convaincre qu'ils ne sont pas au niveau de la science actuelle.

La présence du soufre et du fer, dans la sixième source, ne peut plus être admise. Le docteur Méglin lui-même l'ayant fait vider et nettoyer, on y trouva plusieurs substances putréfiées et du fer tombé par hasard. Après cette opération, les eaux perdirent leur odeur hépatique, et il ne fut plus possible d'y démontrer l'existence de principes ferrugineux. Il est vrai que plus tard l'auteur y décèla de nouveau ces principes, mais il est très-probable que l'eau qui lui fut envoyée avait séjourné dans les tuyaux de la pompe.

En effet, si, après avoir fait nettoyer les bassins, on y puise directement l'eau qu'on veut soumettre aux analyses, on ne peut y démontrer ni soufre ni fer. Il en est tout autrement lorsque les réservoirs sont mal tenus, ou que l'eau a séjourné dans les corps de pompe. Le fer est sans doute fourni, dans ce cas, par la tige du piston ou par les divers scellements soumis à l'action de l'eau, tandis que l'hydrogène sulfuré s'expliquerait par la réduction des sulfates mis en présence de corps hydrogénés. Cette opinion est d'autant plus vraisemblable, que l'eau fournie par les premiers coups de piston dégage une forte odeur d'hydrogène sulfuré et qu'on n'en trouve plus aucune trace dans celle que l'on obtient ensuite.

Non-seulement le docteur Méglin n'a pas déterminé les proportions relatives de chacun des principes qu'il a reconnus dans les eaux de Soultzmatt, mais il n'a pas même assigné, d'une manière exacte, la quantité totale, la somme de leurs éléments minéralisateurs. Les résultats auxquels il est arrivé, à cet égard, sont trop variables pour inspirer quelque confiance. On peut en juger par le tableau suivant, dans lequel nous avons exprimé en *grains* les quantités de résidus fournies à l'auteur par des évaporations diverses :

NUMÉROS des sources.	ÉVAPORATIONS diverses.	POIDS de l'eau évaporée.	POIDS du résidu.	DIFFÉRENCES pour la même eau.	APPAREIL évaporatoire.
1	1ʳᵉ	12 liv.	303 grains	1497 grains.	Alambic de verre.
	2ᵉ	12 —	1800 —		
2	1ʳᵉ	12 —	298 —	154 —	Alambic de verre pour les deux premières.
	2ᵉ	12 —	144 —		
	3ᵉ	12 —	72 —	72 —	Vaisseau de terre vernissé pʳ la troisième.
3	1ʳᵉ	12 —	120 —	96 —	Vase de verre.
	2ᵉ	12 —	24 —		Vase de grés vernissé.
4	1ʳᵉ	12 —	87 —	73 —	Vase de verre.
	2ᵉ	12 —	14 —		Vase de terre vernissé.
5	1ʳᵉ	12 —	120 —	. . . .	Vase de verre.
6	1ʳᵉ	12 —	288 —	. . . .	Vase de verre.

Le docteur Méglin avait été lui-même frappé des différences que nous venons de signaler; mais ne croyant pas pouvoir les attribuer à des erreurs d'expériences, il fut conduit à penser que la composition des eaux minérales variait, non-seulement selon les saisons, mais encore chaque jour de l'année et à toute heure de jour.

Cette conclusion serait rigoureuse si les expériences sur lesquelles elle s'appuie étaient irréprochables, mais il n'en est pas ainsi : on peut, on doit même supposer que les vases évaporatoires dont se servait l'auteur furent attaqués à des degrés divers par les eaux minérales soumises à une chaleur plus ou moins violente : de là toutes les différences observées dans les poids des résidus.

Une preuve irrécusable de la justesse de cette opinion, c'est que les quantités de résidus qu'on obtient, en évaporant dans une bassine d'argent, sont presque tous rigoureusement identiques, si l'on opère sur l'eau d'une même source, prise en égale quantité.

En résumé, malgré les efforts et l'habileté de son auteur, le travail du docteur Méglin est fautif et incomplet.

1° Il indique dans les eaux de Soultzmatt des principes qui n'y existent pas; le *fer*, le *soufre*, le *bitume*.

2° Il en omet qu'elles possédent; la *magnésie*.

3° Il ne donne pas les proportions relatives des substances réellement rencontrées dans ces eaux.

4° Enfin, il laisse dans la plus grande incertitude sur la quantité totale de leurs éléments minéralisateurs.

Une nouvelle analyse était donc indispensable et pressante. MM. Coze et Persoz l'ont entreprise, et les noms de ces deux chimistes nous sont un sûr garant

2.

de l'exactitude et de la précision de leur travail. Nous allons donner la marche qu'ils ont suivie et les résultats auxquels ils sont arrivés.

Le tableau ci-contre représente d'une manière synoptique l'action des réactifs sur les eaux. Il faut maintenant l'interpréter, en tirer toutes les conséquences qu'il peut fournir, et les formuler nettement, puisqu'elles doivent être l'expression de *l'analyse qualitative*.

1° Les 4ᵉ, 5ᵉ, 6ᵉ, 7ᵉ et 17ᵉ colonnes indiquent qu'il n'y a, dans ces eaux, ni *fer*, ni *argent*, ni *bitume*, ni *acide hydrosulfurique libre ou combiné*.

a. Dans les circonstances où l'on s'est placé, les sels de fer auraient manifesté leur présence par un *précipité vinassé* avec la noix de galle, *noir* avec le sulfure ammonique, *bleu* avec le cyanure ferroso-potassique.

b. Malgré le beau nom donné à la cinquième source, la présence de l'argent dans ses eaux n'était pas vraisemblable : aussi l'acide hydrochlorique n'en a-t-il fait reconnaître aucune trace.

c. Si une matière bitumineuse avait été tenue en dissolution à l'aide d'une base alcaline, cette matière aurait été précipitée par l'acide hydrochlorique, qui se serait emparé de la base.

d. Nous avons déjà dit que, puisées directement dans les bassins ou réservoirs, les eaux n'offrent ni l'odeur ni la saveur des œufs pourris. Cette circonstance prouve à elle seule que l'hydrogène sulfuré n'y existe pas à l'état libre ; mais le tableau fait voir, en

NUMÉROS DES SOURCES.	CHOUX ROUGE.	CHOUX ROUGE DANS L'EAU BOUILLIE.	NOIX DE GALLES.	SULFURE AMMONIQUE.	CYANURE FERROSO-POTASSIQUE.	ACIDE HYDROCHLORIQUE.	CARBONATE SODIQUE.	CARBONATE AMMONIQUE.	AMMONIAQUE.	POTASSE.	EAU DE CHAUX DANS L'EAU ACIDULÉE PAR N.	EAU DE BARYTE.	CHLORURE BARYTIQUE.	OXALATE AMMONIQUE.	NITRATE ARGENTIQUE.	ACÉTATE PLOMBIQUE.
1	2	3	4	5	6	7	8	9	10	11	12	13	14	15	16	17
1	o	verdit fortement.	o	nuage blanc.	léger trouble.	o	nuage blanc.	précipité pen abondant	trouble.	trouble.	précipité très-abondant avec un excès de réactif.	précipité très-abondant	précipité peu sensible.	précipité abondant immédiat	précipité abondant	précipité blanchâtre.
2	o	Id.	o	Id.	Id.	o	Id. au bout d'un certain temps.	Id.	trouble léger.	Id.	Id.	Id.	Id.	Id.	Id. moins prompt.	précipité plus fort.	Id.
3	o	un peu moins.	o	Id.	o	o	o	Id.	o	Id.	Id.	Id.	Id.	Id.	comme n° 1.	Id.
4	o	Id. fortement.	o	Id.	louchit.	o	comme n° 2.	Id.	trouble léger.	Id.	Id.	Id.	Id.	Id.	comme n° 2.	Id.
5	o	Id. moins.	o	Id.	o	o	o	Id.	o	Id.	Id.	Id.	Id.	Id.	comme n° 1.	Id.
6	o	Id.	o	Id.	léger trouble.	o	nuage blanc.	Id.	trouble.	Id.	Id.	Id.	Id.	Id.	comme n° 1.	Id.

(Page 20.)

outre, qu'elles ne précipitent pas les dissolutions de plomb en noir, et que par conséquent l'acide hydro-sulfurique n'y existe ni à l'état libre, ni à l'état de combinaison.

2° Les eaux de Soultzmatt contiennent des *carbonates*, des *hydrochlorates* et des *sulfates*. Ces sels ont pour bases la *potasse*, la *soude*, la *chaux* et la *magnésie*.

a. Carbonates. Elles laissent déposer, par l'action de la chaleur, une *poudre blanche faisant effervescence avec les acides :* le gaz recueilli est l'acide carbonique. Le même gaz se dégage encore lorsqu'on verse un acide dans les eaux bouillies et filtrées.

b. Hydrochlorates. Le nitrate argentique fournit un précipité abondant, et indique par là une assez forte proportion d'*hydrochlorates.*

c. Sulfates. Le chlorure barytique ne donnant qu'un précipité très-léger, annonce qu'il n'existe qu'une faible quantité de *sulfates.*

d. Potasse et soude. Après l'ébullition, les eaux verdissent le sirop de choux rouge, et cette réaction est nécessairement due aux carbonates de potasse et de soude : notons qu'elles perdent d'abord, par l'action de la chaleur, les carbonates de chaux et de magnésie. La deuxième colonne du tableau, comparée à la troisième, fait voir qu'avant l'ébullition les carbonates alcalins sont saturés d'acide carbonique et existent alors à l'état de bi-carbonates.

e. Chaux. L'oxalate ammonique décèle une assez forte quantité de chaux : elle y est en partie à l'état de carbonate, dont l'existence se démontre par les réactions des 8e, 9e, 10e, 11e, et 13e colonnes.

L'eau minérale légèrement acidulée par l'acide nitrique précipite par l'eau de chaux, ce qui démontre l'existence de la magnésie (12e colonne).

Si l'on examine maintenant, d'une manière générale, l'effet des réactions sur les eaux de toutes les sources, et si l'on compare ces réactions entre elles, on restera convaincu qu'il ne peut exister dans les diverses eaux, sous le rapport de la composition chimique, que de très-légères différences. MM. Coze et Persoz se sont assurés que les substances minéralisantes conservent à très-peu près dans toutes les sources, les mêmes proportions relatives : de sorte que les différences qui s'observent entre les eaux les plus fortes et celles qui sont plus faibles s'expliqueraient parfaitement en supposant que ces dernières sont étendues simplement d'une certaine quantité d'eau douce.

Ce premier fait une fois constaté, ces deux chimistes ont borné leur analyse quantitative à l'eau des sources n°s 1 et 6, dont la composition est rigoureusement identique et dont les richesses sont peu différentes : les matières salines contenues dans le n° 1 sont à celles du n° 6 dans le rapport de 46 à 41.

Le tableau suivant renferme les résultats auxquels on est arrivé dans le dosage de chacun des éléments salins contenus dans les eaux :

Résultat de l'analyse quantitative des eaux de Soultzmatt.

EAU n° 1.	EAU n° 6.
1000 grammes renferment :	1000 grammes renferment :
Acide sulfurique . . . . . . $0^g,071$	Acide sulfurique . . . . . $0^g,065$
— hydro-chlorique . . . 0,041	— hydro-chlorique. . 0,037
— carbonique. 2,38	— carbonique. 2,169
Chaux 0,198	Chaux 0,178
Magnésie. 0,138	Magnésie 0,129
Soude 0,640	Soude 0,556
Potasse. 0,072	Potasse 0,067

20 litres d'eau n° 1 évaporés, ont donné pour résidu 46 grammes de matière saline.   20 litres d'eau n° 6 évaporés, ont donné un résidu de 41 grammes.

Nous allons donner en peu de mots les procédés suivis pour obtenir ces résultats et la marche générale de l'analyse.

1° *Quantité d'acide carbonique.* Elle a été déterminée par la méthode de Murray : l'eau avait été recueillie sur les lieux et renfermée dans des vases parfaitement bouchés.

2° *Dosage de l'acide sulfurique.* On a acidifié une certaine quantité d'eau concentrée par évaporation et on l'a traitée par le chlorure barytique : le sulfate barytique précipité ayant été lavé et calciné, on en a conclu la *quantité d'acide sulfurique.*

3° *Proportion du chlore.* Elle a été assignée par un procédé analogue : la liqueur réduite et acidifiée a été traitée par le nitrate d'argent et le chlorure argentique précipité, ayant été lavé et fondu, a permis de calculer la *proportion du chlore.*

4° *Chaux.* On a rendu acide une certaine quantité d'eau concentrée par évaporation, et on l'a traitée par l'oxalate ammonique : le précipité a été recueilli, lavé et calciné. Le résidu a été transformé en sulfate calcique, duquel on a déduit par le calcul la quantité de chaux.

5° *Magnésie*. Les eaux ayant été concentrées et privées de chaux par l'oxalate ammonique, on les a traitées par la baryte caustique. Le précipité qui en est résulté contenait tout à la fois du sulfate et de l'oxalate barytique et de la magnésie. Pour séparer cette base on a traité par l'acide sulfurique, lequel a donné naissance à du sulfate de magnésie soluble. La liqueur filtrée a donné, par le phosphate d'ammoniaque, un phosphate ammoniaco-magnésien qui, après avoir été calciné, a fait *évaluer la magnésie*.

6° *Potasse et soude*. Les liqueurs provenant de la précipitation par la baryte dans l'opération précédente furent réunies aux eaux de lavage et concentrées, puis traitées par l'acide sulfurique, il en résulta du sulfate barytique, insoluble, et des sulfates de potasse et de soude en dissolution : ceux-ci furent évaporés à sec et calcinés pour en connaître le poids. Le résidu exactement pesé fut de nouveau dissous dans l'eau et traité par le nitrate de baryte; il en résulta un sulfate barytique, qui, lavé et calciné, fit connaître la quantité d'acide sulfurique contenue dans les deux sulfates de potasse et de soude.

Les quantités relatives de ces deux bases furent alors calculées en ayant égard à la différence qui existe dans leurs capacités de saturation.

Propriétés médicinales des eaux de Soultzmatt.

Rien ne semble plus naturel que d'établir des divisions dans l'étude des eaux minérales, en réunissant, dans chaque groupe distinct, celles qui se rapprochent par des caractères communs: aussi les auteurs ont-ils suivi cette marche.

Les chimistes ont pris pour base la nature du principe minéralisateur prédominant, et ils ont divisé les eaux en *acidules, sulfureuses, ferrugineuses, salines,* etc.

A leur tour les médecins ont proposé une classification en rapport avec l'art de guérir, et suivant leurs propriétés médicamenteuses, les eaux ont été appelées *toniques, excitantes, purgatives,* etc.

Personne, aujourdhui, n'attache une grande importance à ces classifications; leur inexactitude est même généralement reconnue, et si l'on continue à s'en servir encore, cela tient à l'impuissance où l'on est, actuellement, de leur en substituer de plus heureuses.

Toutefois, l'indifférence avec laquelle on perpétue des divisions que l'on reconnaît être vicieuses, nous paraît un tort grave. Il serait plus rationnel et plus scientifique de les rejeter complétement; puis, pour motiver cette exclusion, il faudrait: 1° démontrer qu'elles sont fautives; 2° en faire saillir tous les inconvénients. Il faudrait enfin, et comme complément, rechercher quelle serait la marche à suivre pour arriver à mieux.

C'est ainsi que nous comprenons la tâche de celui qui écrit sur les eaux minérales, et bien qu'il s'agisse ici d'une notice spéciale, nous ne pouvons nous empêcher de dire quelques mots sur chacun des points que nous venons de signaler.

Classification chimique. Pour qu'elle soit juste, il faut qu'elle ne réunisse, dans un même groupe, que des eaux minérales composées des mêmes éléments, dans les mêmes proportions ; il faut que ces eaux diffèrent au plus par leur richesse, c'est-à-dire par la quantité pondérable des principes minéraux contenus dans un même volume de liquide.

Cette exigence, une fois reconnue nécessaire, il est facile d'apprécier la valeur des rapprochements actuels.

1° Ils sont tous fondés sur la nature du principe prédominant ou supposé tel. Or, les eaux qui contiennent ce principe peuvent différer beaucoup sous d'autres rapports, et renfermer les autres substances dans des proportions très-diverses. Il en est justement ainsi, même pour celles que tout tendrait à faire regarder d'abord comme identiques. En effet, des sources qui jaillissent dans un même lieu, à quelques pieds de distance les unes des autres, offrent très-souvent des différences notables, non-seulement dans le poids total de matières salines qu'elles contiennent dans un même volume d'eau, mais encore dans les proportions relatives de ces matières. Ce fait se vérifie mieux encore si l'on compare des sources éloignées, mais cependant analogues.

Dans tous ces cas, quoique le principe prédominant reste le même, on observe des effets thérapeutiques très-différents dans l'action des ces eaux de même nom.

2° La marche suivie, jusqu'ici, dans l'analyse des eaux minérales est de nature à fortifier les doutes qui s'élèvent sur la justesse des rapprochements actuels. En effet, les chimistes ne possèdent encore aucune loi qui leur permette de résoudre le problème suivant, dont la solution est cependant essentielle à toute classification chimique des eaux : *Plusieurs acides et plusieurs bases existant ensemble dans une eau donnée, déterminer dans quel ordre ces différents corps se sont combinés et assigner ainsi quels genres de sels ont pris naissance.* Il est évident que la nature des composés salins dépend tout à la fois de la nature des bases et de celles des acides, de leurs proportions relatives, de la quantité d'eau qui les tient en dissolution, de la température de celle-ci, etc.; mais on n'a pas pu lier par des formules tous ces éléments du problème, et sa solution reste encore impossible.

Cette impuisance de la chimie nous explique pourquoi nous trouvons tant de variations dans l'expression des résultats analytiques fournis par une même eau minérale. Tel chimiste, par exemple, y rencontrera de l'hydrochlorate de soude et du sulfate de chaux; tel autre y trouvera, au contraire de l'hydrochlorate de chaux et du sulfate de soude.

Quant à la classification purement médicale, il est presque inutile de chercher à en démontrer l'insuffisance. Comment serait-il possible de rapporter tous les effets thérapeutiques des eaux minérales à leurs actions toniques, excitantes et purgatives? Pour se faire illusion à cet égard, il faudrait bien peu comprendre l'immense variété d'influences que ces agents peuvent exercer sur l'économie.

Si ces classifications n'avaient aucun inconvénient, il nous importerait peu qu'elles fussent ou non conservées dans la science. Mais il arrive trop souvent que l'histoire d'une eau minérale se calque plus ou moins complétement sur celle d'une eau de même nom. Alors, le praticien prescrit au hasard, et le malade trompé à son tour, demande en vain à certaines sources le bienfait d'une guérison qu'il aurait obtenue par l'usage d'une eau plus convenablement choisie.

Pour éviter les nombreuses erreurs dans lesquelles on est tombé relativement à la classification chimique des eaux minérales, il faut que toutes les analyses se fassent d'après une même méthode. Au lieu de chercher à déterminer les genres des sels qui entrent dans la composition des eaux, on devra se borner à indiquer isolément les quantités de chaque base et de chaque acide.

C'est ainsi que MM. Coze et Persoz ont procédé dans l'analyse des eaux de Soultzmatt, et cette marche, dont M. Murray a fait, le premier, sentir les avantages, est la seule qui puisse imprimer une certaine fixité aux données que la thérapeutique emprunte à la chimie.

Cependant, quelque bonne que soit une classification chimique, elle n'a vraiment qu'une valeur relative au temps où elle a été faite. Elle reste toujours dépendante des perfectionnements de l'analyse qui peut découvrir plus tard des différences importantes dans des eaux qui lui paraissent actuellement identiques. C'est ainsi que l'on a trouvé du *brôme*, de l'*iode*, de la *lithine*, dans certaines eaux minérales où de grands maîtres n'en avaient pas soupçonné l'existence, parce que, de leurs temps, les corps simples dont nous venons de parler n'avaient pas encore été découverts.

La thérapeutique ne doit donc accorder aux données de la chimie qu'une confiance relative. Elle peut, elle doit même s'appuyer sur ces données pour se guider dans sa marche; mais elle doit les surveiller, pour ainsi dire, et protester contre leur exactitude, toutes les fois que les propriétés médicamenteuses des eaux ne lui paraîtront pas en harmonie avec la composition qu'on leur prête. Par ce contrôle sévère, la thérapeutique fera quelquefois pressentir qu'une analyse est incomplète : elle provoquera de nouvelles recherches, et celles-ci, tout en confirmant les prévisions de la science médicale, pourront enrichir la chimie elle-même. Donnons un exemple à l'appui de ces conjectures.

Les eaux minérales de Bourbonne, analysées par

MM. Bosc et Bezu, en 1809, et plus tard par M. Athénas, n'offrirent à ces chimistes qu'un mélange d'hydrochlorate de chaux et de soude, de sulfate de chaux et de quelques sels magnésiens. Cette composition n'expliquait nullement la puissante activité de ces eaux dans les *suites de blessures, les affections rhumatismales, les maladies scrophuleuses*. Des eaux artificielles, composées des mêmes éléments que les eaux de Bourbonne, étaient loin de pouvoir les remplacer et de produire d'aussi bons effets. Tout, enfin faisait présumer que l'analyse n'avait par déterminé le principe vraiment actif de ces eaux précieuses. En effet, après la découverte du brôme, ce corps fut reconnu dans les eaux de Bourbonne, et ce fait confirma les prévisions de la thérapeutique.

Mais c'est assez nous arrêter sur ces généralites que nous ne pouvons toucher qu'en passant; étudions maintenant les eaux de Soultzmatt en particulier.

Il y a deux manières d'apprécier les propriétés médicamenteuses d'une eau minérale. *Dans la première,* on compulse les observations déjà faites et l'on juge de la valeur thérapeutique de cet agent naturel par la nature des maladies qui ont disparu ou qui ont diminué sous son influence. *Dans la seconde,* au contraire, on part de la composition chimique de l'eau qu'il s'agit d'étudier, et l'on en déduit, *à priori,* les propriétés médicamenteuses de celles-ci et l'étendue de son efficacité. Nous aurons successivement recours à ces deux moyens.

1° *Observations.* Elles sont dues à des médecins d'*Alsace* qui, tous, ont joui dans leur temps d'une haute réputation de science et d'habileté. On ne cite pas sans éloge les noms de *Schenck*, de *Hoffer* et de *Ehrhart*; ceux de *Baccara*, savant physicien de Colmar, de *Willi*, médecin à Mulhouse et associé de l'ancienne académie de chirurgie; enfin celui du docteur *Méglin*, dont nous avons analysé le travail dans la partie chimique de cette notice.

Il résulte des observations de ces habiles praticiens que les eaux de *Soultzmatt* ont été très-efficaces contre les maladies dont nous allons donner le résumé rapide.

Affections spéciales à la femme. Les menstruations irrégulières, difficiles ou douloureuses, les pertes utérines abondantes, les écoulements blancs, provenant de l'atonie des organes génitaux, la chlorose, si souvent liée aux affections de ces mêmes organes, tous ces états anormaux ou décidément morbides sont heureusement modifiés ou disparaissent complétement par l'emploi méthodique des eaux de *Soultzmatt.*

Organes et voies urinaires. Sous l'influence du même agent, on voit aussi se dissiper avec une grande promptitude les inflammations chroniques des reins, les catarrhes de la vessie, les dysuries qui ne tiennent pas à des obstacles mécaniques. Ces mêmes eaux sont indiquées, tout à la fois, comme moyens prophylactiques et comme agent de médication contre la gravelle et les accidents qui suivent trop souvent cette douloureuse maladie.

Affections rhumatismales. Les roideurs des membres, celles de la colonne épinière, toutes les maladies rhumatismales qui présentent un caractère névralgique, celles qui sont pour ainsi dire, sur la limite des affections goutteuses, trouvent un remède efficace dans les eaux de *Soultzmatt.* La goutte elle-même n'est pas entièrement rebelle à leur influence : ses accès s'éloignent davantage en même temps qu'ils perdent de leur intensité et de leur durée.

Affections de la peau. L'usage tant interne qu'externe des eaux qui nous occupent a fait souvent disparaître des affections dartreuses invétérées et des gales anciennes, contre lesquelles tous les autres moyens avaient échoué.

Affections du système nerveux. Que ces affections soient idiopathiques ou qu'elles soient sympathiques; qu'on les trouve associées à d'autres maladies ou qu'elles se manifestent isolément, les bons effets des eaux de *Soultzmatt* n'en sont pas moins certains. Ils ont été constatés dans les névralgies permanentes et anciennes, dans des cas d'hémiplégie ou de paraplégie, dans les affections hystériques et hypochondriaques dont il est si difficile de saisir les formes nombreuses, les symptômes divers et la nature intime.

A ce tableau, nécessairement incomplet, des affections que les eaux de *Soultzmatt* peuvent guérir, ou au moins soulager, ajoutons les douleurs syphilitiques, les altérations produites par un traitement mercuriel exagéré, certaines affections des muqueuses telles que les gonorrhées et les diarrhées chroniques, les engorgements des viscères abdominaux et quelques maladies propres à l'enfance.

2° *Propriétés déduites de la composition chimique.* Les eaux de Soultzmatt possèdent un double caractère qu'il faut étudier dans les deux ordres de principes minéraux auxquels il est dû : nous voulons parler de l'acide carbonique et des alcalis contenus dans ces eaux.

1° *Acide carbonique.* L'expérience a démontré depuis longtemps les qualités tempérantes et rafraîchissantes de l'acide carbonique. On sait, qu'administré à doses convenables, il semble activer la circulation veineuse abdominale, qu'il augmente la sécrétion biliaire, qu'il peut modifier les excrétions des muqueuses, qu'il améliore les suppurations, qu'il jouit enfin de cette propriété difficile à définir dans un langage rigoureux, mais qui n'en est pas moins réelle, de cette propriété que les anciens appelaient *antiseptique.* L'on sait encore que l'acide carbonique excite la sécrétion des urines et qu'il agit avec efficacité sur le système utérin. Mais l'une de ses propriétés les plus utilisées par la médecine est, sans contredit, celle en vertu de laquelle il exerce un effet sédatif sur le système nerveux. Quel est le praticien qui ignore les secours qu'on peut en tirer dans les vomissements spasmodiques et les gastralgies ?

La médecine, qui tend sans cesse à augmenter ses ressources thérapeutiques, a fait de nombreuses expériences sur les effets de l'acide carbonique mélangé en diverses proportions à l'air atmosphérique et introduit dans les poumons. Il est résulté de ces essais, que, par l'usage longtemps continué d'un mélange de gaz acide carbonique et d'air, on parvient à déprimer fortement l'irritabilité du système nerveux : rien ne serait plus facile que de mettre cette propriété en usage dans les bains de Soultzmatt.

L'eau minérale acidule, une fois ingérée dans l'estomac, perd bientôt l'acide carbonique qu'elle contient en excès ; peut-être même une partie de l'acide des carbonates est-il déplacé par l'action des acides plus puissants que l'on trouve toujours dans les sucs gastriques. L'eau minérale n'agit plus alors que par les alcalis qu'elle contient, et dont nous allons étudier l'action.

2° *Alcalis*. Il est démontré que les médicaments alcalins agissent puissamment sur la composition du sang ; ils le rendent plus fluide, et par conséquent la circulation s'exécute plus librement sous leur influence. Cette action des alcalis porte, à la fois, et sur le système veineux et sur le système artériel : de là les qualités réellement antiphlogistiques des médicaments légèrement alcalins ; de là ces propriétés qui placent, pour beaucoup de médecins, les préparations alcalines sur la même ligne que les préparations si puissantes de *l'iode*, du *mercure*, de *l'antimoine* et du *soufre* ; de là encore leur efficacité dans les maladies invétérées de la peau, dans les affections vénériennes chroniques, dans les suppurations anciennes, etc.

Toutefois les eaux alcalines ne modifient que lentement la constitution du fluide sanguin; elles demandent à être digérées, assimilées avant de produire des effets prononcés, et voilà pourquoi nous ne conseillons pas celles de Soultzmatt contre les inflammations aiguës. Mais ce que ces eaux n'ont point en rapidité d'action, elles le possèdent en puissance, et dès lors elles sont l'un des moyens les plus puissants qu'il soit possible d'employer pour modifier l'économie profondément et sans secousses perturbatrices.

L'expérience a aussi démontré que le jeune âge est celui où le pouvoir modificateur des alcalis est le plus énergique; et ainsi s'explique l'action des eaux de Soultzmatt dans les maladies propres à l'enfance.

Les propriétés lithontriptiques des alcalis sont connues depuis très-longtemps, et dès lors on ne s'étonne pas des succès obtenus par l'emploi des eaux de Soultzmatt dans la gravelle et les graves accidents qui en sont les suites.

Telle est l'énergie d'action des alcalis sur les membranes muqueuses qu'ils entraînent souvent des hémorrhagies de ces membranes et un véritable état scorbutique, lorsqu'ils sont employés abusivement.

Si nous parlons de cette propriété des alcalis, c'est pour faire connaître la principale contre-indication des eaux de Soultzmatt, et aussi pour faire voir tout le parti qu'on peut en tirer si l'on veut agir vivement sur les membranes muqueuses.

Il est encore, dans les eaux de Soultzmatt, un ca-

ractère particulier qui mérite de fixer notre attention :
c'est l'association de la potasse et de la soude dans
leur composition chimique. Peu d'eaux minérales
offrent ces deux alcalis à la fois, et la plupart des
eaux acidules froides connues ne contiennent pas de
potasse.

Le mélange d'un sel alcalin de potasse avec un
sel de soude également alcalin, forme un des traits
les plus distinctifs des eaux de Soultzmatt. D'après
les analyses publiées jusqu'à ce jour, il n'existe, en
France, qu'une seule eau acidule contenant un sel
potassique : c'est l'eau de Pont-Gibaud (Puy-de-
Dôme), et encore n'en offre-t-elle que des traces. En
Allemagne, au contraire, plusieurs eaux minérales
présentent, sous ce rapport, de l'analogie de composition avec celles de Soultzmatt; les plus connues
d'entre elles sont les eaux de Tœplitz, de Bilin, de
Kreutznach, de Pyrmond et d'Ems.

Nous attachons une haute importance à la présence d'un sel alcalin de potasse dans une eau minérale, et ce n'est point sans raison. On sait, en
effet, que les divers liquides récrémentitiels, tels que
la salive, la bile, le suc pancréatique, etc., sont de
nature alcaline et doivent ce caractère à la soude
qu'ils contiennent. Or, celle-ci est principalement
extraite, par le jeu des fonctions, du sel que ren-
ferment nos aliments ou qui les assaisonne. Il faut
donc que, par l'action des organes, il y ait séparation des deux éléments de l'hydrochlorate de soude,
et l'on conçoit que la présence d'une base plus

puissante que la soude favorise la séparation de celle-ci. Il est donc rationnel de penser que les eaux de Soultzmatt, qui contiennent une notable proportion de potasse, seront d'un merveilleux secours pour activer ou modifier la sécrétion des fluides récrémentitiels. Ajoutons à cela que les sels de potasse n'entrent que pour une quantité extrêmement faible dans la composition des humeurs, qu'ils sont rejetés de l'économie et que leur départ se faisant par les voies urinaires, ils deviennent des agents diurétiques d'une grande puissance.

Sans doute il faut se garder d'expliquer le jeu des fonctions de l'organisme par l'application des principes que le chimiste déduit des expériences auxquelles il se livre, dans son laboratoire, avec des instruments inertes et impassibles; mais il n'en est pas moins vrai que les fonctions du corps vivant mettent en jeu la matière, que celle-ci porte en elle-même ses conditions d'existence et de réaction, et qu'ainsi elle ne peut décliner ses affinités avec d'autres matières, alors même qu'elle se trouve associée aux mystérieux produits de l'organisme. Ne voit-on pas, d'ailleurs, les effets des médicaments différer d'autant plus que la composition chimique de ceux-ci est elle-même plus différente? Et réciproquement, l'analogie d'action médicatrice ne conduit-elle pas logiquement à conjecturer l'analogie de composition chimique? Cette dernière proposition reçoit une confirmation pleine et entière de l'histoire chimique et thérapeutique des *éponges brûlées* et de *l'iode*.

Quoi qu'il en soit, la pratique médicale a depuis longtemps appris que la potasse l'emporte sur la soude par l'énergie avec laquelle elle modifie l'économie dans les cas d'engorgements lymphatiques et dans ceux où les sécrétions sont perverties ou languissantes. On peut donc affirmer que la présence de la potasse, dans les eaux de Soultzmatt, doit leur imprimer une action plus vive, plus pénétrante, plus fondante, s'il est encore permis de se servir de ce mot, et qu'elle doit les rendre préférables aux autres sources acidules et alcalines.

Mode d'administration.

Une des choses qui, après la composition chimique, contribuent le plus à l'action des médicaments en général et à celle des eaux minérales en particulier, est, sans contredit, le mode d'administration.

L'eau de Soultzmatt est susceptible d'être employée sous presque toutes les formes adoptées dans l'usage des eaux minérales.

1° *En boisson.* Le malade peut en prendre six ou huit verrées dans la matinée, en ayant soin de se livrer à un exercice modéré qui favorise le jeu des fonctions et amène l'effet diurétique sans lequel l'action médicatrice de ces eaux n'est pas complète.

Ici se présente la question de savoir s'il est utile de couper ces eaux avec d'autres liquides. Lorsque l'estomac est débilité, on peut ajouter aux eaux un peu de *lait* ou de *petit lait ;* mais avant tout il faut consulter l'effet habituel de ce dernier liquide sur les voies digestives. Il est des personnes auxquelles l'usage du lait est presque interdit tant il leur est contraire ; ce sont, en général, celles chez lesquelles l'action du foie prédomine ou celles qui sont disposées aux engorgements du système veineux abdominal.

2° *Pendant les repas.* Il est impossible de donner, sur ce mode d'usage, un précepte d'une application universelle et constante. On sait, toutefois, que les eaux acidules et les alcalines troublent souvent la digestion, et cela de deux manières : 1° elles neutralisent les acides du suc gastrique et lui enlèvent ainsi quelques-uns de ses éléments nécessaires, puisqu'ils les possèdent toujours dans l'état normal ; 2° elles affaiblissent l'action nerveuse qui doit vivifier la contractilité des parois du tube digestif et présider à ses fonctions élaboratrices. Cet effet se conçoit sans peine quand on se rappelle la puissance sédative de l'acide carbonique.

3° *En bains.* Dans quelques cas ce mode d'emploi des eaux remplit des indications tellement précises que le praticien ne saurait le négliger. Il en est ainsi, par exemple, toutes les fois que la peau ne remplit plus qu'imparfaitement ses fonctions par suite de l'âge, d'affections goutteuses, de rhumatismes articulaires chroniques, etc. Comme l'eau de Soultzmatt chauffée abandonne, par dépôt, ses sels calcaires et magnésiens, le bain, alors, ne tient plus en dissolution que des carbonates de potasse et de soude. Ces sels alcalins excitent la peau, rappellent la sécrétion acide qui lui est propre en même temps que l'eau agit mécaniquement sur cet organe et favorise ses fonctions en l'assouplissant. Faisons observer qu'il n'en est pas ainsi lorsque les eaux minérales, après avoir été chauffées, retiennent encore des sels calcaires. Dans ces cas, les bains laissent à la peau plus de rudesse; ils dessèchent son tissu et ne permettent pas cette transpiration insensible qui joue un si grand rôle dans l'équilibre des fonctions. Sous ce rapport donc, les eaux de Soultzmatt présentent des avantages incontestables.

La durée des bains devra être proportionnée à la force du sujet et à la nature des maladies. En général, dans les affections nerveuses et principalement dans celles qui s'accompagnent d'un trouble habituel des fonctions intellectuelles, la durée des bains peut et doit même être portée à plusieurs heures. C'est la méthode que l'on emploie depuis quelques années, dans certains établissements de bains, et notamment à Plombières. Plus le bain aura été prolongé, plus il sera nécessaire d'insister pour faire mettre le malade au lit.

Douches, injections et lavements.

Les eaux de Soultzmatt se prêtent aussi à ces trois modes d'administration. C'est aux lavements que l'on

doit recourir dans les cas d'hémorrhoïdes, de catarrhe vésical, d'affections locales des intestins et des
voies génito-urinaires. L'expérience n'a pas encore
fait connaître les avantages que l'on pourrait retirer
de l'injection de cette eau dans la vessie, dans les
cas de catarrhe chronique de cet organe.

Il est à désirer qu'on établisse à Soultzmatt des
appareils propres à appliquer l'eau minérale en vapeur, soit à la totalité du corps, soit à l'une quel-
conque de ses parties.

La vapeur entraînera assez de principes alcalins
pour qu'il soit permis d'espérer de grands succès de
ce moyen dans les affections cutanées rebelles, et, à
plus forte raison, dans les cas où la peau n'a éprouvé
qu'un affaiblissement d'activité.

En résumé, les eaux de Soultzmatt doivent leur
puissance à l'acide carbonique et aux alcalis qu'elles
contiennent.

Elles ont pour caractère particulier la présence de
la potasse.

Un seul genre de contre-indiction doit s'opposer
à leur emploi. Dans les affections scorbutiques, non-
seulement ces eaux seraient inefficaces, mais elles
augmenteraient inévitablement les ravages causés
par la maladie.

En terminant ce travail nous devons appeler l'attention sur un fait négatif d'une haute importance;
il s'agit de l'absence du fer dans les eaux que nous
venons d'étudier. Il est peu d'eaux gazeuses et alcalines qui ne soient en même temps ferrugineuses, et

cette circonstance doit souvent faire proscrire leur emploi. Les eaux de Soultzmatt, au contraire, ne contenant pas une trace de fer, conviennent aux malades d'un tempérament sanguin, et à ceux qui sont disposés aux congestions. Dans ces cas, les eaux analogues à celles de Soultzmatt, mais contenant du fer, seraient non-seulement inutiles, mais très-dangereuses.

www.ingramcontent.com/pod-product-compliance
Ingram Content Group UK Ltd.
Pitfield, Milton Keynes, MK11 3LW, UK
UKHW022216070726
13613UKWH00004B/1690